ÉTUDE CRITIQUE

SUR LA

RECONSTRUCTION DE L'HOTEL-DIEU

PAR

ULYSSE TRÉLAT

CHIRURGIEN EN CHEF DE LA MATERNITÉ
PROFESSEUR AGRÉGÉ A LA FACULTÉ DE MÉDECINE, ETC.

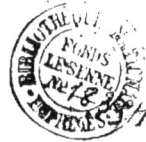

PARIS

GUILLAUMIN ET Cⁱᵉ, LIBRAIRES-ÉDITEURS

14, RUE RICHELIEU, 14

—

1864

ÉTUDE CRITIQUE

SUR LA

RECONSTRUCTION DE L'HOTEL-DIEU

Après un siècle entier de projets et de tentatives d'exécution avortées, l'Hôtel-Dieu est sur le point d'être reconstruit. Visité nombre de fois par des épidémies meurtrières, ravagé par l'incendie, miné par le temps, réparé, rajusté à diverses époques, ce vieil asile de charité est aujourd'hui incompatible avec les données de la science et les exigences municipales.

Bien que sa reconstruction ait été plusieurs fois résolue et même commencée, elle n'a jamais été poursuivie, et il semble réservé à notre époque si féconde en grands travaux publics d'en voir l'achèvement.

Le choix de l'emplacement vient d'être soumis à l'enquête ; le registre est à peine clos ; il doit être temps encore d'examiner cette importante question.

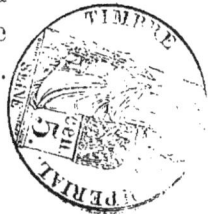

I

Le nombre des lits que les hôpitaux de Paris mettent à la disposition des malades pauvres a suivi, depuis le commencement du siècle et surtout depuis le choléra de 1832 qui en avait révélé l'insuffisance, une marche régulièrement croissante. Quoique le chiffre proportionnel des indigents ait largement diminué, leur chiffre absolu a au contraire augmenté sensiblement, ce qui s'explique par l'énorme accroissement de la population générale. De plus, cette armée d'ouvriers que l'industrie attire à Paris fournit aux hôpitaux un large contingent qui, suivant toute apparence, ne peut que s'élever pendant longtemps encore. En somme, le nombre des lits est juste suffisant ; en hiver, il ne l'est plus. Il y a quelques années, l'administration municipale voulut, par raison d'économie, essayer la suppression de cent cinquante ou deux cents places. Il fallut promptement revenir sur cette mesure, à cause des demandes nombreuses et pressantes auxquelles on ne pouvait plus donner satisfaction.

L'Hôtel-Dieu contient aujourd'hui plus de huit cents lits; quel que soit le projet qu'on adopte, il faut donc rétablir ces huit cents lits.

D'une manière générale, il faut espérer que l'on ne prendra pas le déplorable parti de faire un hôpital de huit cents lits; l'expérience est faite, et la question est jugée. Un pareil hôpital n'est plus de notre époque ; tous les travaux récents (1) tendent à prouver que le chiffre de trois à cinq cents présente la meilleure combinaison. Par cette seule raison, qui ne manque pas de valeur, on serait donc conduit à construire deux hôpitaux distincts pour remplacer l'Hôtel-Dieu.

D'autres motifs, d'ailleurs, rendent cette conclusion inévitable. On sait aujourd'hui, d'après des recherches méthodiques, quelle dimension doit avoir une salle de malades; on sait qu'on ne peut, sans de graves inconvénients, superposer plus de trois étages de salles (2) ; on sait encore qu'indé-

(1) Le chiffre de 400 à 500 lits paraît, dans notre organisation, la moyenne la plus favorable sous tous les rapports. (Rapport sur les hôpitaux de Londres, par MM. Blondel, inspecteur, et Ser, ingénieur de l'assistance publique.)

(2) En 1786, Bailly, dans son rapport à l'Académie des sciences, disait : « Nous désirerions que les malades n'occupassent que le premier étage ; mais comme une pareille disposition prendrait trop de terrain, nous proposons de placer les malades au rez-de-chaussée et au premier, et les officiers au second. »

En 1788, dans un nouveau rapport à l'Académie des sciences, on lit : « Les pavillons auront trois rangs de salles, un au rez-de-chaussée, particulièrement destiné aux convalescents, les deux autres aux étages supérieurs. »

En 1838, le conseil des hospices étudie la création d'un nouvel hôpital, et le rapporteur s'exprime ainsi : « ..... Ce n'est pas une raison, lorsqu'on élève un nouvel hôpital, et qu'on n'est pas gêné par les limites de l'emplacement, pour ne pas écouter les conseils de tous ceux qui depuis trente ans se sont occupés de cet important sujet et qui ont démontré les inconvénients de ces étages superposés. »

M. Michel Lévy, que ses travaux spéciaux et les importantes

pendamment de la forme de l'hôpital, le rapport
des espaces construits à la superficie totale ne saurait
excéder 20 à 25 0/0, c'est-à-dire le cinquième ou le
quart. Toutes ces données peuvent, en définitive, se
résumer dans la solution d'une question unique :
quel espace superficiel chaque malade ou chaque lit
de malade doit-il représenter ?

Nos études, qui ont porté sur une trentaine d'hôpitaux, nous permettent d'affirmer qu'une superficie de 50 mètres constitue un minimum qu'on ne
peut dépasser. Au-dessous de ce chiffre, l'hôpital est
trop resserré, trop dense. L'hôpital Necker et la
nouvelle Maison municipale de santé, qui donnent
l'un 45 mètres et l'autre 42 mètres, en sont la preuve.
Bien plus, l'hôpital La Riboisière, que l'on cite
comme un modèle, offrait primitivement une superficie de 57 mètres par malade ; on reconnut cepen-

fonctions qu'il occupe rendent si compétent au point de vue de
l'hygiène nosocomiale, s'exprimait ainsi, il y a deux ans, devant
l'Académie de médecine : « L'ancien couvent du Val-de-Grâce,
rectangle à quatre étages, présentait autrefois sur ses quatre côtés, quatre rangées de malades superposées. Lors de mes débuts
dans cet établissement (1836-37), chargé presque toujours de
grands services dans les deux étages supérieurs, j'ai pu vérifier
l'exactitude de cette observation déjà ancienne, que, dans les hôpitaux, l'insalubrité croit en raison directe de la hauteur. »

Cette question du nombre des étages est jugée. Dans aucune
des nouvelles constructions hospitalières, et elles sont nombreuses,
La Riboisière, Beaujon, Necker, Saint-Antoine, la Charité, on n'a pas
superposé plus de trois étages. Seuls, l'Hôtel-Dieu, qui va être démoli, et la Pitié, ont quelques salles au quatrième étage. L'administration hospitalière poursuit depuis plusieurs années la suppression de ces salles.

dant la nécessité d'agrandir son périmètre et de le porter à des dimensions telles, que chaque lit représente aujourd'hui 85 mètres carrés. A notre connaissance, aucun hôpital de Paris, sauf l'Hôtel-Dieu, n'offre une superficie relative inférieure à celle que nous avons indiquée pour la Maison de santé.

Ces faits, nous pourrions dire ces lois, enchaînent le constructeur; limité dans l'étendue des bâtiments, limité dans leur élévation, il doit subir les conditions d'espace qui lui sont faites. Nous ne pouvons nous résigner à croire qu'il en soit autrement et qu'on oublie des indications si rigoureuses, au moment d'exécuter une œuvre qui doit honorer notre époque, à la condition toutefois de porter la marque visible de sa science et de ses progrès.

Le projet soumis à l'enquête place le nouvel Hôtel-Dieu dans la Cité, entre les rues d'Arcole et de la Cité élargies, la place du Parvis Notre-Dame et le quai Napoléon. Cet emplacement a environ 22,000 mètres.

Si on met à profit l'expérience du passé, si on sait comprendre les douloureux enseignements de la pratique hospitalière, si enfin l'étude et la science peuvent faire entendre leur voix dans cette question qu'elles devraient résoudre d'une manière souveraine, on reconnaîtra qu'il est impossible d'établir dans la Cité plus de 440 à 450 lits; on ne voudra pas, en accumulant 600 ou 800 malades dans un si petit espace, les placer dans des conditions plus mauvaises que dans aucun autre hôpital de Paris. En effet, dans le premier cas, chaque malade représenterait 36 mètres carrés, dans le second 27 mètres, et, dans ces conditions exiguës, on serait nécessairement conduit à superposer quatre étages de salles.

Et alors, si, comme nous aimons à l'espérer encore, on accepte franchement les conséquences d'un emplacement restreint, on devra chercher sur un autre point de Paris un terrain convenable pour y construire un hôpital de 300 ou 350 lits, de manière à revenir à ce chiffre de 800 lits que renferme actuellement l'Hôtel-Dieu.

Soit donc qu'on envisage la question au point de vue général du nombre de lits que doit contenir un hôpital, soit qu'on examine les conditions d'espace que donne l'emplacement de la Cité, on arrive à cette double conclusion : *un hôpital de* 800 *lits est mauvais en lui-même; il n'y a pas place dans la Cité pour ces* 800 *lits. En d'autres termes, un hôpital de* 800 *lits dans l'emplacement indiqué de la Cité serait une solution dangereuse pour les malades et compromettante pour l'administration qui l'exécuterait.*

II

Quels sont donc les intérêts majeurs auxquels on donnerait ainsi satisfaction? Examinons.

La légende annexée au plan soumis à l'enquête

nous dit que le sentiment populaire n'a jamais sé-
paré l'asile central de la souffrance du sanctuaire
vénéré de Notre-Dame.

Est-ce bien exact? Après le terrible incendie de
1772, dit M. Husson dans sa remarquable Étude
sur les hôpitaux, *l'opinion publique se prononça énergiquement pour le déplacement de l'Hôtel-Dieu.* De
nombreux mémoires furent adressés au roi qui,
cédant au vœu général, ordonna, en 1773, que
l'Hôtel-Dieu serait démoli et partagé en deux établissements, l'un à l'hôpital Saint-Louis, l'autre à
la Maison de santé.

On proposait alors de transférer l'Hôtel-Dieu à
l'île des Cygnes, dans la plaine de Grenelle, à la
Roquette. Une souscription populaire avait rapidement produit, dans le but de cette translation, la
somme de 2,000,000 de francs. Tenon, l'immortel
auteur des mémoires sur les hôpitaux de Paris,
disait : « On ne doit pas se régler sur l'usage ancien
de mettre les hôpitaux près des cathédrales, cet
usage n'étant fondé sur aucun principe de salubrité
et les raisons qui les en avaient rapprochés ne sub-
sistant plus. »

Ces raisons ne se sont pas reproduites que nous
sachions, aussi l'époque actuelle pourrait-elle séparer sans crainte l'Hôtel-Dieu de Notre-Dame. Elle
aurait pour légitimer cette mesure le souvenir du
passé, le souvenir de cette réprobation générale
que le dernier siècle accentua si énergiquement et

qui, sans les difficultés du moment, eût été suivie d'un effet immédiat.

Le futur Hôtel-Dieu doit renfermer le bureau central d'admission, où les malades qui n'ont pas pu être admis d'urgence dans l'hôpital le plus voisin de leur demeure viennent demander une place dans un autre hôpital. Cet établissement, dont l'institution remonte à 1808, a rendu de grands services dans la période de réorganisation des hôpitaux; mais il perd chaque année de son importance à mesure que Paris s'étend. Il appelle une complète réforme, et nous ne doutons pas que l'administrateur intelligent et zélé qui dirige les hôpitaux ne porte bientôt son attention sur ce point (1).

(1) Lors de sa fondation, le bureau central d'admission fut destiné à régulariser les entrées dans les hôpitaux, qui jusque-là avaient été livrées à la merci des influences les plus diverses. C'était une bonne chose alors que Paris avait une population et une étendue de deux tiers inférieures à ce qu'elles sont aujourd'hui. Avec le temps et l'agrandissement de la ville, les admissions directes dans les hôpitaux, tout en conservant leur caractère de régularité, sont devenues de plus en plus nombreuses. Cela devait être, et il faut ajouter cela doit être : forcer un malade qui habite Montmartre ou Ménilmontant à venir au parvis Notre-Dame pour être renvoyé au Jardin-des-Plantes ou à Vaugirard est absolument inutile, et il ne faut l'exposer à de pareilles démarches que lorsqu'il est impossible de faire autrement. Aussi voudrions-nous que le bureau central eût désormais pour but avoué, non de placer tous les malades, mais uniquement ceux qui le matin n'auraient pas trouvé de place dans les hôpitaux de leur quartier. Ce service, qui dure aujourd'hui de dix heures du matin à quatre heures du soir, et qui exige la présence successive de quatre médecins, serait avantageusement réduit à deux heures et pourrait être fait par un seul médecin.

Le bureau central a aussi un service de consultations. Mais à

Loin que le service des consultations soit organisé sur la plus grande échelle au bureau central, ce service diminue avec rapidité. Il y a quelques années on y donnait plus de 12,000 consultations par an ; ce chiffre est à peu près descendu à 7,000. Le même fait, bien important, se produit pour l'Hôtel-Dieu lui-même. Voici le nombre des consultations don-

part quelques consultations spéciales pour les maladies des yeux, pour l'application des bandages, etc., ce service est mal fait, parce que le temps et le local manquent, et que d'ailleurs l'immense majorité des consultants sont en réalité des postulants à un lit d'hôpital.

Mieux encore que l'hôpital, la consultation doit être à portée facile et rapide de celui qui en use ; il faut qu'il puisse profiter d'un moment de liberté pour aller demander conseil et retourner ensuite à son travail sans perdre une journée entière.

Dans l'organisation actuelle du bureau central, et cela existe aussi dans les hôpitaux, il y a confusion entre le service des admissions et le service des consultations, confusion fâcheuse qui prolonge inutilement le premier de ces services et rend le second illusoire.

La solution de ce problème consiste à séparer ce qui est confondu. Il faut réorganiser sur une large échelle le service des consultations dans les hôpitaux, et faire disparaître ce service, sauf une ou deux exceptions spécifiées, du bureau central. Il faut que ces consultations donnent au malade des conseils, quelques médicaments et le moyen de vivre pendant la maladie qui produit l'incapacité de travail, c'est-à-dire de l'argent. C'est un peu difficile mais pas impossible ; ce serait d'ailleurs économique.

Par ce moyen on instituera ce que l'on appelle traitement externe ou mieux traitement à l'extérieur sur des bases solides. On débarrassera l'hôpital de tous ces malades qui, atteints d'affections simples et faciles à soigner, n'y viennent que pour trouver l'abri et la nourriture pendant le chômage de la maladie. De plus, on répondra efficacement à ce vœu si souvent exprimé par des économistes et des philanthropes de développer le secours à domicile au préjudice du secours hospitalier plus complet dans les cas graves, mais plus coûteux et souvent plus dangereux.

nées pendant les années 1859, 1860, 1861, —
11,492, — 10,804, — 11,006. Décroissance évidente. Au lieu de cela les hôpitaux excentriques
sont de plus en plus fréquentés. L'hôpital Saint-
Antoine donne successivement, pendant la même
période de temps 15,960, 16,968, 20,842 consultations; La Riboisière 27,280, 29,656, 30,160;
Saint-Louis 60,084, 65,967, 70,278. Chiffres énor-
mes, augmentation rapide, argument bien éloquent
que nous retrouverons plus loin sous une autre
forme, mais qui fait déjà prévoir que la population
pauvre s'éloigne de l'Hôtel-Dieu et qu'elle se re-
porte vers les faubourgs. Pourrait-on en douter
quand on voit que parmi les hôpitaux généraux de
Paris, c'est l'Hôtel-Dieu qui occupe le dernier rang
pour le nombre des consultations?

La légende dit encore que c'est à l'Hôtel-Dieu que
l'administration de l'Assistance publique exécute et
suit la marche des améliorations matérielles des-
tinées à accroître le bien-être des malades. Tous les
hôpitaux de Paris ont avec l'administration centrale les mêmes rapports, et, s'il faut chercher
quelque part les améliorations, ce n'est assurément
pas à l'Hôtel-Dieu, voué depuis un siècle à la démo-
lition, mais tout au contraire dans les hôpitaux éloignés du centre : La Riboisière, Necker, Beaujon,
Saint-Antoine. Ce sont là les véritables théâtres des
études et des améliorations effectuées depuis quinze
ans dans l'organisation hospitalière.

L'Hôtel-Dieu est un hôpital d'enseignement. C'est une condition dont il faut tenir compte et ce n'est pas nous assurément qui voudrions la négliger. Mais il n'est aucunement nécessaire que l'hôpital soit très-nombreux pour donner un enseignement actif. Les quatre chaires de clinique de cet hôpital, qui n'en comptait que trois il y a dix ans et qui pourrait avec avantage n'en compter que trois , l'une d'elles étant rétablie à l'hôpital de la Pitié, si bien placé à tous égards pour l'enseignement, ces quatre chaires seraient largement pourvues et au delà, dans un hôpital de 350 lits, et il n'y aurait aucun avantage à ce que cet hôpital fût placé dans la Cité, pourvu qu'on ne l'éloignât pas du quartier des écoles. Nous verrons bientôt que cette condition peut être parfaitement remplie.

Peut-être serons-nous en désaccord sur le point très-spécial que nous venons de toucher, avec quelques membres éminents du corps médical , mais nous croyons que les questions d'intérêt particulier, intérêt souvent mal compris selon nous , doivent s'effacer devant les questions d'intérêt général.

III

Avec notre organisation de l'Assistance publique, les hôpitaux sont de véritables édifices municipaux; comme la mairie, l'école, la salle d'asile, le bureau de bienfaisance, ils doivent, autant que cela est possible dans de si grosses questions, être placés à portée de la population qui les fréquente. « Les hôpitaux, dit la légende, doivent être au centre même des agglomérations qu'ils ont à desservir. » Principe parfaitement juste et que nous adoptons sans réserve.

Mais la population des hôpitaux ne se recrute pas indistinctement dans toutes les classes de la population générale ; elle se compose d'indigents, d'ouvriers et de petits employés nécessiteux. Elle n'habite pas les quartiers luxueux de la ville, mais bien ceux où elle trouve les conditions d'existence les plus faciles. Si, sous l'influence de grands travaux, de création de larges voies, de squares, de boulevards, une partie de Paris se transforme, la nature des habitants suit le même mouvement, et là où vivait naguère une population pauvre, on ne trouve plus que des individus aisés ou tout au moins à l'abri du besoin.

C'est précisément ce qui s'est produit sur une grande échelle autour de l'Hôtel-Dieu. La rue de Rivoli, les boulevards de Sébastopol, le boulevard Saint-Germain, les nouvelles constructions de la Cité, les Halles, ont opéré dans tous ces quartiers un changement complet ; les clients de l'hôpital ont émigré en grand nombre vers l'ancienne banlieue.

On peut suivre les conséquences diverses de ce déplacement. La population indigente recensée à la fin de 1862 est ainsi répartie : la rive gauche compte 42,119 individus, la rive droite 72,995. Mais si on divise la rive droite par une ligne menée depuis la Seine, le long des boulevards de Sébastopol rive droite et de Strasbourg jusqu'aux limites de Paris, on voit que la portion nord-ouest ne renferme que 28,729 indigents, tandis que la portion nord-est en contient 44,266, un peu plus que dans la rive gauche. Et si, dans cette partie nord-est, on recherche où se trouvent les plus fortes accumulations, on les rencontre dans les quartiers Popincourt, Ménilmontant, Buttes-Chaumont, et Reuilly.

Cette inégale répartition se reproduit parmi les malades qui entrent dans les hôpitaux; elle suit la même marche, à peu de chose près, que le chiffre des indigents. Nous avons relevé pour une période de quatre années le domicile des individus soignés dans tous les hôpitaux, et nous sommes arrivé aux résultats suivants. Avant l'annexion, les malades provenant du tiers nord-est de Paris étaient à la totalité dans le rapport de 40 à 100, à ceux du groupe nord-ouest dans le rapport de 174 à 100.

Cette grande disproportion s'est un peu atténuée depuis l'annexion, parce que les anciennes communes suburbaines ont introduit des éléments nouveaux. — Néanmoins, on trouve encore que les malades du groupe nord-est sont à la totalité comme 38 est à 100; qu'ils sont à ceux du groupe nord-ouest comme 132 est à 100, et là, comme pour les indigents, ce sont les quartiers Popincourt, Saint-

Laurent, Bastille qui envoient les plus forts contingents.

Un autre fait dépose dans le même sens, mais offre encore un caractère plus précis. Quand les malades sont nombreux au voisinage d'un hôpital, ils y affluent, le remplissent, et cet hôpital ne peut plus recevoir de malades venus d'autres quartiers. C'est ce qui se passe pour les hôpitaux placés dans la partie nord-est de Paris. L'hôpital Saint-Antoine reçoit d'urgence 96 pour 100 de ses malades ; l'hôpital La Riboisière, plus vaste, peut accueillir quelques malades venus des autres régions, mais il n'admet guère que les habitants de son quartier, puisque le chiffre se monte à 87 pour 100. A côté de cela, l'Hôtel-Dieu ne reçoit d'urgence que 52 malades pour 100 ; les 48 autres proviennent de tous les quartiers de Paris et sont envoyés par le bureau central d'admission. La même chose se reproduit dans de moindres proportions pour la Pitié et la Charité, qui ne reçoivent chacun que 62 malades de leur quartier sur 100 admissions (1).

Ces chiffres ont une signification claire ; ils veulent dire que la population pauvre du nord-est de

----

(1) On pourra remarquer que dans le cours de cette étude, nous ne parlons pas de la rive gauche et des besoins de sa population pauvre qui, elle aussi, est considérable et très-dense, surtout dans les 5ᵉ et 13ᵉ arrondissements, Panthéon et Gobelins. C'est que pour une population indigente et pour une population hospitalière qui sont le tiers de la totalité de Paris, la rive gauche compte plus de la moitié des lits, tant en hôpitaux généraux qu'en hôpitaux spé-

Paris ne trouvant souvent pas de place dans les hôpitaux voisins, déborde sur ceux du centre; que les
hôpitaux du centre répondant à des besoins beaucoup moins pressants, peuvent disposer pour elle de
la moitié ou du tiers de leurs places, ou bien encore
que ces hôpitaux, et surtout l'Hôtel-Dieu, ont un
nombre de lits très-supérieur aux besoins de l'agglomération qui les environne.

Récapitulons ces arguments, qui se pressent vers
la même conclusion.

La population indigente est plus nombreuse dans
le tiers nord-est de Paris que partout ailleurs.

Cette population fournit aux hôpitaux plus du
tiers de la totalité de leurs malades; une fois et un
tiers de ce que donne la région nord-ouest.

Elle se présente chaque année plus nombreuse
aux consultations des hôpitaux voisins, tandis que
le nombre des consultations à l'Hôtel-Dieu et au
Bureau central va décroissant et tranche par son
exiguité avec le chiffre énorme des hôpitaux nord-
est.

Enfin, les deux hôpitaux de ce quartier, La Riboisière et Saint-Antoine, témoignent tant par la nature
des admissions que par la brièveté du séjour des
malades qu'ils répondent à des besoins très-accusés,

---

ciaux. Elle a, sans parler de l'Hôtel-Dieu, qui est à cheval sur les
deux rives de la Seine, 1,599 lits d'hôpitaux généraux sur 3,150,
et 1,590 lits d'hôpitaux spéciaux sur 3,105, ou, en tout, 3,189 lits
sur 6,245, abstraction faite de l'Hôtel-Dieu. Les besoins de la rive
gauche sont donc largement assurés.

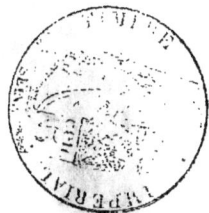

très-constants et souvent mal satisfaits, puisque les malades du voisinage refluent vers les hôpitaux du centre.

Et si maintenant on veut jeter les yeux sur un plan de Paris et voir à quelle énorme distance ces deux hôpitaux sont situés l'un de l'autre (1), combien les habitants de Ménilmontant et des Buttes-Chaumont sont éloignés de chacun d'eux, on aura tous les éléments de la question, et il ne restera plus qu'à énoncer cette conclusion : S'il est nécessaire d'élever quelque part un nouvel hôpital, s'il est un quartier où les besoins de la population soient manifestes, c'est incontestablement le centre du quartier Popincourt.

Il y a longtemps, du reste, que cette conclusion, à laquelle nous arrivons par une voie méthodique et en nous appuyant sur les documents officiels, il y a longtemps que cette conclusion a été pressentie.

C'est dans le quartier Popincourt, à la Roquette, que Tenon voulait placer un des plus importants hôpitaux destinés à remplacer l'Hôtel-Dieu; c'est pour cet emplacement qu'il avait fait ce plan si souvent médité et imité par les constructeurs d'hôpitaux.

(1) L'hôpital Saint-Louis, situé rue Bichat, près de la rue Grange-aux-Belles, est un hôpital spécial. On n'y admet que des malades atteints d'affections de la peau, d'ulcères ou de maladies chirurgicales. Les maladies médicales, fièvres, inflammations, etc., qui sont de beaucoup les plus fréquentes, n'y sont point traitées. C'est pour ce motif que nous n'en avons pas parlé, puisque nous étudions la question au point de vue de l'Hôtel-Dieu, qui est un hôpital général admettant toutes les maladies curables.

L'hôpital Bon-Secours, installé dans un local provisoire de la rue de Charonne, a, pendant six ans, été fréquenté par la population de ce quartier.

Bien plus, cette conclusion est nettement formulée par l'un des hommes les mieux autorisés en matière d'assistance hospitalière. M. Husson, comparant devant l'Académie des sciences morales et politiques les hôpitaux de Paris à ceux de Londres, disait, après avoir mentionné l'Hôtel-Dieu, la Charité et les Cliniques : « Tous les autres hôpitaux ont été répartis à portée de la population excentrique sur une ligne qui trace, dans la forme ovale du territoire urbain, un ovale plus petit et presque régulier. Depuis l'agrandissement de Paris, ce système offre deux grandes lacunes ; elles seront bientôt comblées par l'érection de deux nouveaux établissements. »

De ces deux lacunes, l'une est parfaitement évidente, c'est celle que nous avons signalée, que nous avons démontrée. C'est elle qu'il est urgent de combler.

Comment comprendre, après cela, cette phrase de la légende : Chacune des grandes circonscriptions populeuses de Paris a son hôpital? Serait-ce qu'on voudrait nier le besoin pour éviter de le satisfaire, ou qu'on fermerait les yeux pour ne pas le constater? Il suffit de poser la question.

I V

Établissons maintenant les conséquences de ces faits accumulés.

Un hôpital de huit cents lits, avons-nous dit, est un mauvais hôpital. Il faut, avec les exigences actuelles, de prodigieux efforts d'habileté pour en organiser les services; il faut concilier deux choses inconciliables, la concentration et l'espacement. Si l'hôpital La Riboisière est défectueux malgré sa belle apparence (1), cela vient de ce que, primitivement conçu pour 400 lits, il a dû en contenir 600. Que serait-ce s'il en renfermait 800?

Au lieu donc de chercher où on pourrait placer un hôpital de 800 ou de 600 lits, il fallait fuir cette solution et tout faire pour éviter de construire un pareil hôpital.

Est-ce ainsi qu'on a procédé? Cela ne paraît pas

(1) Le chiffre de la mortalité à l'hôpital de La Riboisière est le plus élevé de tous les hôpitaux généraux de Paris. Voici les chiffres moyens pour une période de dix ans (huit ans seulement pour La Riboisière, ouvert en 1854), 1 mort sur : La Riboisière 8,01 malades; Hôtel-Dieu 8,35; Beaujon 8,39; Pitié 8,75; Necker 8,91; Charité, Saint-Antoine 9,43; Cochin, le plus petit hôpital de Paris, 9,96. — Nous sommes en mesure de prouver que ce chiffre de mortalité ne s'explique ni par la nature de la population ambiante, ni par le nombre considérable des phthisiques. On ne peut manquer d'être frappé de voir aux deux extrémités de l'échelle le grand hôpital La Riboisière et le petit hôpital Cochin.

probable. On a examiné cependant si l'on ne trou-
verait pas un autre emplacement que celui de la
Cité, mais toujours avec l'idée d'un grand hôpital.
Le problème était mal posé, il ne pouvait avoir de
solution satisfaisante.

Suivons, au contraire, la marche logique de nos
conclusions.

Le quartier Popincourt réclame un hôpital. Que
sera-t-il? Il aura un nombre de lits suffisant pour
placer la région nord-est dans des conditions à peu
près égales à la rive gauche. Le quartier nord-est
envoie par an à tous les hôpitaux de Paris 30,000
malades environ. De ce nombre, une partie entre
dans les hôpitaux spéciaux : enfants, accouchements,
maladies de la peau, etc.; le reste, qui représente un
effectif de 24 à 25,000 individus, va nous indiquer
le chiffre des lits de notre hôpital. Passons sur le
calcul, et disons qu'en fixant ce chiffre à 450 lits, on
aurait, pour le quartier nord-est, un total de 1,584
lits, qui, à 15 ou 16 malades par an, chiffre moyen
parfaitement établi, donneraient 24 à 25,000 et
quelques cents malades, ce qui est exactement le
nombre cherché. Nous admettons que les faits n'ont
pas la rigoureuse précision du calcul, qu'on doit
toujours faire la part de l'avenir et de l'imprévu;
néanmoins, il y a dans cette méthode une dose de
certitude considérable.

Quelque affaiblis que soient les besoins du quartier qui environne l'Hôtel-Dieu actuel, ils existent

néanmoins ; les exigences de l'enseignement doivent être respectées, enfin il nous manque 350 lits pour retrouver les 800 lits de l'Hôtel-Dieu. De ces trois faits, nous concluons qu'il faut ériger au voisinage de l'Hôtel-Dieu un hôpital de 350 lits. Un calcul semblable à celui que nous avons indiqué plus haut prouverait que ce nombre de places est parfaitement en rapport avec les besoins de la population.

Où sera situé cet hôpital ? Au point de vue de la salubrité, peu importe, pourvu que l'emplacement soit suffisant ; mais de puissantes raisons d'économie que nous développerons un peu plus loin conseillent de le placer sur la rive gauche de la Seine, sur le terrain agrandi qui est aujourd'hui occupé par les salles de femmes de l'Hôtel-Dieu. S'il était difficile de construire là un grand hôpital, ainsi que cela paraît avoir été reconnu, aucun obstacle sérieux n'existe pour un hôpital restreint et on constituerait, sans gêne pour la circulation, une superficie de 17,500 mètres, plaçant les constructions dans des conditions de salubrité convenable.

Est-il besoin de faire remarquer qu'au point de vue de l'enseignement, des habitudes des malades, de la proximité de l'administration centrale de l'assistance publique, ce qui est peu important, ainsi que nous l'avons prouvé, le changement serait presque nul ?

Il faut croire que ces motifs ne sont pas sans valeur, car, à deux reprises déjà, l'idée de reporter l'Hôtel-Dieu sur la rive gauche de la Seine a reçu un commencement d'exécution. Une première fois, en 1831, elle revêtait à peu près la même formule que celle que nous proposons; 200 lits étaient conservés sur l'emplacement de l'Hôtel-Dieu et on transportait 600 lits dans les bâtiments du grenier d'abondance. Ce projet était rationnel ; plus tard, en 1839, on proposa de transférer tout l'Hôtel-Dieu sur la rive gauche, on commença même ce transfert qui heureusement ne fut pas exécuté, car l'emplacement était absolument insuffisant.

Dans cet ordre d'idées, il serait indiqué, après avoir établi, suivant la marche légale, l'emplacement des deux hôpitaux Popincourt et Hôtel-Dieu nouveau, de commencer au plus tôt l'hôpital Popincourt (ce nom n'étant qu'une désignation, on pourrait sans injustice l'appeler hôpital Tenon). Avec l'expérience acquise, la rapidité des moyens et de la liberté financière, cet hôpital pourrait être achevé dans deux ans. Ses 450 lits nouveaux permettraient d'évacuer tout ou partie des bâtiments de la rive gauche de l'Hôtel-Dieu actuel et de procéder à l'élévation du nouvel Hôtel-Dieu. Les bâtiments de la Cité ne seraient détruits qu'après l'achèvement des deux édifices.

En suivant cette marche, le service hospitalier n'aurait à souffrir d'aucune suppression de lits, même provisoirement.

Jusqu'ici nous avons fait voir qu'on peut établir un petit Hôtel-Dieu sur la rive gauche ; il nous reste à prouver qu'on doit adopter cette solution. Si nous ne nous trompons, l'étude des conditions financières de l'entreprise doit, comme l'épée de Brennus, précipiter le plateau de la balance de notre côté et ramener tous les esprits droits à notre manière de voir.

V.

C'est un principe rigoureux en général, mais plus impérieux encore en matière d'assistance hospitalière, de limiter exactement les dépenses aux besoins à satisfaire ; et s'il arrive que leur chiffre soit disproportionné avec le but qu'on se propose, c'est que l'œuvre n'est pas bonne, que le projet est mal conçu : il faut réformer le programme.

Appliquons ce principe incontestable à l'examen des dépenses que doit occasionner l'Hôtel-Dieu projeté dans la Cité.

Aucun document officiel n'en a encore indiqué le chiffre ; néanmoins des informations précises, puisées aux meilleures sources, à l'administration des hôpitaux, nous permettent d'affirmer que ce chiffre sera au moins de vingt millions ; suivant toute probabilité, il sera dépassé. On compte sur une valeur de neuf millions environ pour le terrain, et de onze

à douze millions pour les constructions. Le prix élevé
des expropriations, la nécessité de faire des fonda-
tions coûteuses, la complication des services dans
un hôpital trop nombreux expliquent, sans la mo-
tiver, l'énormité de cette somme.

A combien revient un lit d'hôpital dans ces conditions? En supposant que l'administration municipale, aux mépris de toutes les données de l'hygiène,
veuille placer huit cents lits dans la Cité, chaque lit
coûtera 25,000 francs. A six cents lits, ce sera
33,333 francs. Enfin, si la crainte des jugements
contemporains et de ceux de l'avenir arrête l'ac-
complissement d'une œuvre aussi mauvaise, si on
fait dans la Cité un hôpital de quatre cent cinquante
lits, le lit coûtera 44,444 fr., et il restera à construire
un autre hôpital de trois cent cinquante lits. Dans
ces diverses hypothèses, le loyer d'un lit d'hôpital
est par an de 1,250 fr., 1,666 fr., 2,222 fr., soit par
jour 3 fr. 40, 4 fr. 55, 6 fr. Il n'est question ici que
du loyer et non de la dépense d'entretien, nourriture, traitement, etc.

Sans aller plus loin, l'esprit le moins prévenu et
le plus étranger aux connaissances de l'économie
charitable se demandera si on ne ferait pas beaucoup
mieux de donner à chaque malade 3 fr. 40, plus la
journée d'entretien, qui est en moyenne de 2 fr. 31
dans les hôpitaux généraux, au lieu de construire un
hôpital si coûteux. Les deux sommes font un total
de 5 fr. 71 centimes. Avec ces 5 fr. 71 centimes, le

malade pourrait se faire soigner à ses frais à la
Maison municipale de santé et bénéficier encore,
pour sa famille ou ses menues dépenses, de 1 fr 71
centimes par jour. Conséquence étrange et qui serait
plaisante si la plaisanterie pouvait être de mise en
un sujet si grave !

L'hôpital La Riboisière, qui a coûté très-cher,
pour plusieurs raisons que ce n'est pas le lieu d'indiquer ici, revient, par lit, toutes dépenses com-
prises, à 17,236 francs. La Maison municipale de
santé, hôpital très-spécial, installé avec un confort
et un soin nécessités par la clientèle aisée ou demi-
aisée qui le fréquente, a coûté 13,051 francs par lit.
Soit, par jour, un loyer de 2 fr. 36 centimes pour le
premier hôpital, et de 1 fr. 79 centimes pour le
second.

Ces chiffres sont gros, très-gros, et ils ont été
vivement attaqués, surtout le premier. Combien
sont-ils loin cependant du chiffre minimum du futur
Hôtel-Dieu !

La critique dont nous donnons les éléments a
déjà fixé l'attention des administrateurs ; ils se dé-
fendaient, et nous les en félicitons, de donner leur
concours à une entreprise si singulièrement conçue.
Il ne sera pas inutile de citer ici les propres paroles
de l'un d'eux à propos du projet d'Hôtel-Dieu, qui
était fort discuté il y a deux ans et qui est aujour-
d'hui sur le point d'être exécuté.

Voici comment s'exprime M. Blondel, inspecteur

général de l'Assistance publique dans son rapport sur les hôpitaux de Londres comparés à ceux de Paris. « Nous ne saurions croire à l'adoption d'un projet qui ferait revenir à 1,500 fr. par an l'emplacement de chaque lit ; à plus de 4 fr. le prix de la journée de malade, rien que pour son logement, non compris même le mobilier. Ce serait en définitive la classe pauvre qui souffrirait la première d'une telle exagération dans les dépenses de construction du nouvel hôpital ; et s'il est possible de disposer de 20 à 25,000,000 en faveur des indigents de Paris, tous les avis se prononceront sans doute pour qu'on n'absorbe pas une pareille somme dans des travaux de construction qui, en définitive, n'ajouteront rien aux moyens actuels de l'assistance publique ; toutes les voix s'élèveront pour demander qu'on restreigne les frais de premier établissement dans les limites ordinaires. »

Nous n'ajouterons rien à ces paroles ; les chiffres sont suffisamment éloquents.

Soumettons maintenant aux mêmes épreuves le projet des deux hôpitaux que nous avons indiqués précédemment.

Nous pourrions prendre pour base le prix de revient du lit à la Maison de santé en le réduisant à 12,000 fr. à cause de la grande différence qui existe entre une maison à chambres ou appartements séparés et un hôpital à salles communes. Nous obtiendrions ainsi 5,400,000 fr. pour l'hôpital du quartier Popincourt et 4,200,000 fr. pour l'Hôtel-Dieu, en tout 9,600,000 fr.

Ce chiffre de 12,000 fr. est déjà fort élevé; on pourra nous objecter néanmoins qu'il peut être insuffisant et que d'ailleurs une estimation aussi sommaire ne porte pas la conviction dans l'esprit. D'autre part, nous avons dit plus haut que le terrain de la Maison de santé, quarante-deux mètres superficiels par malade, n'est pas assez étendu, il faut donc faire intervenir le surcroît de dépenses à provenir d'un plus grand espace et procéder d'après ces données nouvelles à un examen détaillé. Nous ne saurions, au reste, trop multiplier les preuves; le degré de certitude de nos lecteurs ne peut que s'accroître en envisageant le même sujet sous divers aspects.

Les hôpitaux possèdent actuellement sur la rive gauche de la Seine, là où sont les bâtiments et préaux de femmes de l'Hôtel-Dieu, un espace de 5,000 mètres environ. Il n'y aurait donc à acquérir que 12,500 mètres pour obtenir la superficie nécessaire (50 mètres par malade). Mettons le terrain à 200 fr., estimation large pour le quartier, ce sera 2,500,000 fr. Supposons que les constructions occupent le tiers de cet espace, ce qui est trop pour un hôpital bien équilibré dans ses diverses parties; que la construction vaille 800 fr. le mètre superficiel, cela donne 8,833 mètres à 800 francs ou 4,666,400 fr. Total pour l'Hôtel-Dieu, de trois cent cinquante lits, 7,166,400 fr.

Le même calcul pour l'hôpital Popincourt, en mettant le terrain à 100 fr. le mètre, prix bien suffisant pour ce quartier excentrique et peu recherché, donne 2,250,000 fr. de terrains, et 6,000,000 de constructions, en tout 8,250,000 fr. pour quatre cent cinquante lits.

Il n'échappera à personne que nos estimations sont très-larges, tant pour la valeur des terrains que pour celle des constructions auxquelles nous avons en outre attribué une étendue relative exagérée. Nous avons supposé que le mètre construit vaut 800 fr.; or les pavillons de Beaujon, de Necker, de Saint-Antoine sont au-dessous de ce chiffre; à l'hospice Sainte-Périne, installé avec élégance, le mètre bâti vaut 331 fr. A La Riboisière même, malgré les frais surajoutés, le mètre vaut environ 650 fr. A 800 fr., nous sommes donc hardiment au-dessus de la probabilité. D'autre part, au lieu de 22,000 mètres, que n'atteint pas le périmètre de la Cité, nous allouons à nos huit cents malades 40,000 mètres divisés en deux emplacements.

Dans ces conditions si amples, on arrive, il est vrai, à un chiffre beaucoup plus élevé qu'en fixant simplement à 12,000 fr. le prix de revient d'un lit; on arrive pour les deux hôpitaux, à un total de 15,416,100 fr. Très-probablement, le prix réel flotterait entre nos deux estimations, l'une peut-être un peu faible, l'autre certainement trop forte, et serait de 12 à 14,000,000.

Ce projet de deux hôpitaux mieux pourvus et mieux situés donnerait donc sur le projet de la Cité, une économie assurée de 5 à 6 millions.

Avec cette somme, on pourrait guérir l'une des plaies les plus douloureuses des hôpitaux de Paris, reconstruire entièrement l'hospice de la Maternité, dont les tristes murailles gardent des germes épidémiques aussi puissants et aussi tenaces que ceux de l'ancien Hôtel-Dieu, dont Tenon nous a peint le sombre tableau.

VI

Résumons rapidement les faits établis.

Un hôpital de 800 lits est en lui-même un mauvais hôpital. L'emplacement de la Cité ne peut contenir ces 800 lits qu'à la condition de donner à chacun d'eux un espace superficiel absolument insuffisant.

Ce grand hôpital serait situé dans un quartier où les besoins vont diminuant chaque jour et ne donnerait aucune satisfaction à d'autres besoins très-fortement accusés.

Enfin, le projet est conçu de telle sorte qu'avec des conditions matérielles déplorables, on a un prix de revient inconnu jusqu'à ce jour, et que si ces conditions sont améliorées par la diminution du nombre des lits, le prix de revient atteint des proportions inadmissibles.

Recherchant les données du problème dans l'étude des faits, nous proposons une solution qui nous permet : de faire des hôpitaux moyens comme nombre de malades; de ne pas superposer plus de trois étages de salles; d'attribuer à chaque malade un espace superficiel suffisant; de répondre exactement aux besoins reconnus des divers quartiers de la ville; enfin de concilier ces avantages considérables avec une dépense beaucoup moins élevée.

Entre ces deux solutions, le choix ne saurait être douteux; et si la première est adoptée, on peut regarder comme certain que des motifs étrangers au but que se propose l'assistance hospitalière auront entraîné la décision.

Réaliser un programme indiqué ou pressenti par la plupart des hommes qui ont médité la question; écouter, pour les satisfaire, l'expression des besoins hygiéniques, économiques et sociaux, serait une œuvre plus méritoire et plus digne de renommée que d'évoquer le passé pour imiter ses fautes, sans savoir mettre à profit ses enseignements.

Quant à nous, sans autre intérêt que celui du bien public, ayant puisé notre compétence dans des études suivies et dans une longue fréquentation des hôpitaux, après avoir parcouru tous les degrés de leur hiérarchie médicale, depuis les plus humbles jusqu'aux plus élevés, nous avons considéré comme un devoir de dire hautement et avec franchise ce que nous savons sur ces questions obscures.

Puissent nos observations être entendues par ceux qui seront les auteurs responsables du futur Hôtel-Dieu.

Trois jours après la publication de ce travail dans les colonnes de la *Presse*, la réfutation suivante nous était adressée du Ministère de l'intérieur sous forme de Communiqué. Nous nous garderions de ne pas la placer sous les yeux de nos lecteurs.

Le journal la *Presse*, dans ses numéros du 24 et 25 septembre, a consacré deux longs articles au projet de reconstruction de l'Hôtel-Dieu.

Ces articles, qui émanent d'une plume exercée, contiennent, sur les questions hospitalières, des appréciations que l'administration n'aurait aucun motif de désavouer ; mais, pour appuyer la solution indiquée, l'auteur pose des principes contestables et fournit des chiffres d'évaluation absolument inexacts, qui attestent que le signataire de ce travail n'a pas une connaissance parfaite de la valeur des terrains dans Paris.

L'auteur admet volontiers que l'Hôtel-Dieu soit reconstruit au centre de la ville ; mais il voudrait que son emplacement fût fixé sur les terrains circonscrits par la rue Saint-Jacques, le boulevard Saint-Germain, le quai Montebello et une ligne aboutissant au marché des Carmes. C'est du moins ce que l'on comprend d'après son exposé. L'Hôtel-Dieu aurait, d'après lui, 350 lits seulement, chiffre insuffisant à coup sûr ; un autre hôpital de 450 lits serait édifié dans un autre quartier.

Il faut d'abord réserver ce dernier projet, sur lequel l'administration s'est déjà expliquée et qui a pour but de satisfaire à des nécessités étrangères à la question aujourd'hui débattue, et se borner à l'examen du projet de reconstruction de l'Hôtel-Dieu proposé par l'auteur, pour montrer qu'alors même que des voies publiques déjà ordonnancées ne s'opposeraient pas au choix de l'emplacement qu'il désigne, sa combinaison entraînerait une dépense à peu près égale à celle du projet de l'administration, pour ne loger que 350 malades, c'est-à-dire pour remplacer un peu moins de moitié des lits de l'Hôtel-Dieu actuel.

L'auteur des articles évalue à 200 fr. seulement par mètre la valeur de l'emplacement qu'il propose; à son compte, la superficie de 17,500 mètres dont il se contente, au lieu de 22,000 que comporte le projet de l'administration, coûterait 3,500,000 fr., mais comment admettre, lorsqu'on a l'expérience des expropriations dans Paris, que l'on puisse obtenir, pour 200 fr. le mètre, des terrains couverts de constructions considérables occupées elles-mêmes par des industries prospères, grandes ou petites?

La ville de Paris a fait, dans la portion de la ville où l'honorable praticien voudrait placer le nouvel Hôtel-Dieu, de nombreuses expropriations, tant pour l'ouverture du boulevard Saint-Germain que pour celle de la rue des Écoles, pour l'élargissement de la rue Saint-Jacques, etc. Les résultats bien constatés des opérations dont il s'agit prouvent que l'extrême division de la propriété et la densité des habitations accumulées dans ces quartiers dont l'opinion commune n'apprécie pas suffisamment la valeur foncière, y fait monter, en fin de compte, le prix du mètre carré plus haut que dans les quartiers plus riches en apparence : la raison en est que ceux-ci contiennent relativement moins de surfaces construites, parce que les habitations y sont desservies par des cours et que bon nombre s'y trouvent entre cours et jardins.

Dans le cas actuel, ce n'est pas à moins de 5 ou 600 francs le mètre qu'il faudrait estimer le terrain à acquérir. Or, en prenant pour base la moyenne de ces deux chiffres, ce serait 9,625,000 fr. et non 3,500,000 fr. que représenterait la valeur de l'emplacement indiqué par l'auteur des articles de la *Presse*. L'économie de 5 à 6 millions qui devait être, selon lui, le résultat de ses calculs, lui échappe donc complètement. La seule conséquence certaine de son plan est la réduction du nombre des lits de l'Hôtel-Dieu à un chiffre inadmissible.

Cet écrivain ne se trompe pas moins lorsqu'il calcule les dépenses du projet de l'administration.

Il y a deux ans, un adversaire prématuré de ce projet prétendait qu'il n'en coûterait pas moins de 30 millions pour le réaliser. Aussi, dans un passage cité par la *Presse*, du *Rapport sur les hôpitaux de Londres*, a-t-on pu lui répondre avec raison que l'administration ne saurait songer à faire une telle dépense pour reconstruire l'Hôtel-Dieu.

Le signataire des articles de la *Presse* est, il est vrai, plus modéré : il ne porte qu'à 20 millions la dépense totale du projet de l'administration. Si, pour un instant, on admet ce chiffre avec lui, il faut bien remarquer, ce qui n'a pas dû échapper à son attention, que, d'après la légende du plan soumis à l'enquête, il ne s'agit pas seulement de la réédification de l'Hôtel-Dieu, mais encore de l'agrandissement de la place du Parvis-Notre-Dame, de l'élargissement à 20 mètres de la rue d'Arcole et de la rue de la Cité, et de l'alignement définitif de la rue du Cloître-Notre-Dame, de partie du quai Napoléon, du quai Desaix, de l'avenue de Constantine et de la voie d'isolement du nouveau tribunal de commerce, entre cette avenue et le quai Desaix.

Or, il tombe sous le sens qu'il y avait lieu d'attribuer à l'é-

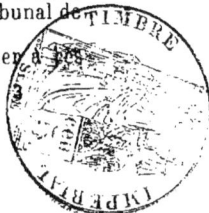

diverses opérations de voirie une partie de la dépense des expropriations; on ne saurait encore la fixer, en présence des évaluations dont on s'occupe; mais ce n'est pas trop se hasarder que d'affirmer qu'elle devra être peu éloignée de la moitié du tout. Il en résulte que si, par hypothèse, l'acquisition de l'emplacement coûtait 12 millions, il faudrait en attribuer de quatre à six peut-être aux seules opérations de voirie. Ce n'est donc plus à 20 millions qu'il convient d'évaluer le sacrifice à faire pour le sol et les constructions du nouvel hôpital, mais à une somme très-notablement inférieure.

On ne dit rien ici du prix des constructions; il dépend du parti que l'on adoptera, et l'on peut affirmer que, dans la combinaison admise par l'auteur, la dépense des travaux serait à peu près égale, toute proportion gardée.

Enfin, le correspondant de la *Presse*, abordant le système de construction des hôpitaux, prétend qu'un hôpital bien établi doit offrir au moins cinquante mètres de surface pour un lit. Cette prétendue loi lui est toute personnelle; car la bonne disposition d'un hôpital dépend à la fois de la forme, de l'emplacement, de sa situation loin ou au milieu des maisons les plus rapprochées, et surtout de la manière dont ses constructions sont distribuées. Qu'on suppose qu'il s'agit de construire l'Hôtel-Dieu dans un quartier populeux comme Saint-Merry, par exemple; au milieu d'habitations pressées, la proportion de cinquante mètres par lit ne donnerait pas sans doute l'aération nécessaire. Mais le nouvel hôpital est complétement isolé sur ses quatre faces, si ses préaux sont ouverts sur une vaste place, un quai ou des rues d'une grande largeur, si des avenues y aboutissent et si, en un mot, ses abords présentent de tous côtés des surfaces considérables non bâties, le minimum sera suffisant et pourra même excéder les besoins.

On ne peut rien dire, quant à présent, du projet des constructions du nouvel Hôtel-Dieu. Ce projet subira le contrôle de tous ceux qui doivent en connaître, et il n'est pas à craindre qu'aucune critique fondée lui soit épargnée. Mais si, comme cela est certain, on a eu soin d'y introduire tous les perfectionnements désirables, si les promenoirs sont beaucoup plus larges que ceux de La Riboisière et correspondent à des espaces vides, si les salles de ses pavillons contiennent moins de lits et un cube d'air plus considérable qu'à La Riboisière (60 mètres cubes par lit, au lieu de 57); si, enfin, au moyen de la combinaison des avantages de tous les systèmes de ventilation éprouvés, ces 60 mètres cubes d'air sont incessamment et méthodiquement renouvelés, l'auteur des articles reconnaîtra sans doute que ces dispositions, alors même qu'elles ne répondraient pas au principe qu'il a posé, suffisent pour constituer un excellent hôpital, très-favorable au traitement des malades, digne de notre temps et de Paris. »

C'est en vain que nous avons cherché dans les lignes qui précèdent, des objections réelles à notre argumentation générale.

Notre pensée, nos expressions ont été altérées en plusieurs points ; des faits irrécusables sont habilement passés sous silence. Enfin, quelques détails sont mis en relief et appellent une réponse facile.

Il faut, dit-on, réserver le projet d'un hôpital à construire dans un autre quartier de Paris et s'occuper uniquement de l'Hôtel-Dieu. Nous nous sommes attaché à montrer et nous avons l'espoir d'y être parvenu, que ces questions sont intimement liées ; que c'est pour en avoir méconnu les étroits rapports que l'Administration municipale est sur le point d'élever un hôpital qui ne répondra pas aux besoins de la population.

M. Husson, membre de l'Académie des sciences morales et politiques, a reconnu, dans l'une de ses séances, qu'il était urgent d'élever deux hôpitaux dans les quartiers excentriques, mais jamais, que nous sachions, ni l'administration municipale, ni l'administration de l'assistance publique n'ont rien dit à cet égard.

Croit-on, d'ailleurs, que lorsque les finances hospitalières, *chaque jour amoindries par l'augmentation des besoins et par de nombreuses aliénations de capitaux*, auront supporté la charge écrasante de l'Hôtel-Dieu projeté, elles pourront faire face promptement à de nouvelles et lourdes dépenses ? Non, elles devront léguer aux générations futures le soin d'accomplir ce qu'elles n'auront pas su, ou pas voulu exécuter.

On nous dit que nous sommes dans l'erreur quand nous fixons à 50 mètres l'espace superficiel nécessaire à chaque lit d'hôpital, que cet espace peut varier beaucoup sous l'influence de diverses conditions, et que d'ailleurs c'est une opinion toute personnelle.

Tout récemment le conseil d'hygiène publique de la Gironde, ayant à se prononcer sur la création d'un hospice général, s'exprimait ainsi par l'organe de son rapporteur : « Sans pouvoir fixer un chiffre absolu, on peut dire que pour un hospice de cent malades par exemple, il serait bon que l'espace eût environ 5,000 mètres carrés. » C'est notre chiffre.

Qu'importe d'ailleurs que cette opinion soit personnelle? Pour n'avoir pas une origine administrative, est-elle moins vraie? Perd-elle l'appui des faits?

Un hôpital qui comporte des bâtiments plus ou moins nombreux et rapprochés, constitue une agglomération dont la densité ne dépend nullement des espaces ambiants découverts. Si cette densité est trop grande, l'hôpital sera mauvais, fût-il placé dans un désert. Nos 50 mètres sont la plus petite mesure qu'on puisse prendre pour élever un hôpital *suffisamment espacé dans ses différentes parties.* Au reste on appréciera mieux la portée de ce chiffre quand on saura que l'hôpital La Riboisière est plongé dans une atmosphère vide de plus de 78,000 mètres carrés, ce qui ne l'empêche pas, à cause de ses constructions trop rapprochées et par conséquent mal exposées à l'aération naturelle, de donner un chiffre de mortalité supérieur à celui des autres hôpitaux.

On nous prête la pensée d'installer l'Hôtel-Dieu dans un espace limité par le quai, la rue Saint-Jacques, le boulevard Saint-Germain et une ligne aboutissant au marché des Carmes. Jamais nous n'avons rien dit de semblable et nous sommes vivement surpris qu'on nous ait lu si légèrement ou qu'on ait si mal tenu compte des localités. L'espace qu'on nous suppose l'ambition de vouloir couvrir a au moins 53,000 mètres; nous en demandons moins du tiers. Le quai, la rue Saint-Jacques, la rue Galande rectifiée, la parallèle à la rue Saint-Jacques menée en prolongement du Pont aux Doubles nous suffiraient. Les voies publiques déjà ordonnancées ne subiraient donc ni gêne ni entrave.

Signalons en passant cette phrase insidieuse où il est dit que nous nous contentons de 17,500 mètres au lieu des 22,000 mètres que comporte le projet administratif. Tout est relatif en ce monde, et nous préférons, en effet, 17,500 mètres pour 350 malades, à 22,000 mètres pour 800 malades, c'est-à-dire 50 mètres à 27 mètres par lit.

Nous nous sommes trompés, paraît-il, en évaluant le prix des terrains à acquérir sur la rive gauche de la Seine. A tout péché, miséricorde. Adoptons les prix indiqués. Nous avions dit, en propres termes, que les hôpitaux possédant déjà plus de 5,000 mètres en ce point, il suffisait d'en acheter 12,500 pour constituer notre périmètre. Nos contradicteurs calculent, au contraire, l'achat de 17,500 mètres de terrain. Procédé de critique trop commode.

La vérité, c'est que nous avions évalué à 13,000,000 environ le prix de revient de nos deux hôpitaux, qu'en augmentant ce prix de la différence entre 12,500 mètres à 200 fr. et 12,500 mètres à 500 fr., soit 3,750,000 fr., on a un total définitif de 16,750,000 fr.

Mais si les propriétés immobilières des rues du Fouarre, Saint-Julien-le-Pauvre, Hôtel-Colbert, Galande, valent 500 fr. le mètre, ce que nous nous refusons à admettre, croit-on que les habitants, commerçants et industriels des rues de la Cité, d'Arcole, de Constantine et du quai Napoléon soient disposés à quitter leurs pénates pour une moindre somme? Croit-on que les industries prospères et puissantes qui sont établies dans ces localités, se laisseront émouvoir par l'excellence de l'œuvre charitable et consentiront à sacrifier leurs intérêts?

On ne saurait l'espérer; et quand on compare la nature et la contenance des propriétés dans le point de la rive gauche que nous avons spécifié et dans l'emplacement de la Cité, on reste convaincu que si le terrain vaut 500 fr. le mètre sur la rive gauche, il en vaudra au moins 600 dans la Cité.

Or, s'il n'a pas échappé à notre attention que le plan soumis à l'enquête comporte l'élargissement et la rectification des voies qui touchent le futur Hôtel-Dieu, notre attention a été encore mieux fixée par ce simple calcul qu'un espace d'environ 22,000 mètres à 600 fr. le mètre, vaut environ 13,200,000 fr., abstraction faite de toute espèce d'opération de voirie.

Si à cette somme on ajoute 10 ou 11 millions pour la construction, on arrive à un total de 23 à 24 millions, évaluation que confirment, du reste, tous les renseignements qui nous parviennent.

Dans ces conditions, l'économie de 5 à 6 millions, que nous avions indiquée, subsiste pleinement.

Mais à supposer, ce qui n'est pas, que la construction de l'Hôtel-Dieu soit aussi coûteuse sur la rive gauche que dans la Cité, à supposer que la valeur excessive des terrains donne partout le même résultat proportionnel, n'est-il pas indiqué d'élever le plus petit nombre possible de lits dans ces conditions fâcheuses et de chercher autre part des conditions meilleures ? Et n'est-on pas ramené par cette vue de simple bon sens à la solution que nous avons défendue ?

Allons plus loin, admettons que, par impossible, nos deux hôpitaux doivent coûter le même prix que l'Hôtel-Dieu projeté, est-il juste de dire que *la seule conséquence certaine de notre plan est la réduction du nombre des lits de l'Hôtel-Dieu à un chiffre inadmissible?*

Oublie-t-on que nous aurions des hôpitaux moyens, comme ceux que l'Administration hospitalière adoptait naguère pour types ; que ces hôpitaux seraient pourvus d'un espace presque double de celui qui est choisi ; qu'ils n'auraient pas un nombre d'étages condamné par tous les hygiénistes ; qu'ils seraient enfin à portée des pauvres qui s'y rendent, tandis que l'Hôtel-Dieu n'y sera pas ?

Ces avantages incontestables sont passés sous silence.

Encore quelques jours, et le marteau des démolisseurs va faire place nette dans la Cité. L'Hôtel-Dieu sortira de ces décombres, le constructeur y déploiera, nous l'avons dit, toutes les habiletés de sa profession ; cela ne fera pas de l'espace, ne fera pas du soleil, ce bien de tous qu'il suffit de savoir utiliser.

Et nous, spectateurs impuissants, nous assisterons à la réalisation de cette œuvre impossible, redoutant que l'avenir n'apporte une preuve douloureuse à l'appui de nos prévisions.

1er Octobre 1864.

Paris, — Imprimerie de P.-A. Bourdier et Ce, rue des Poitevins, 6.

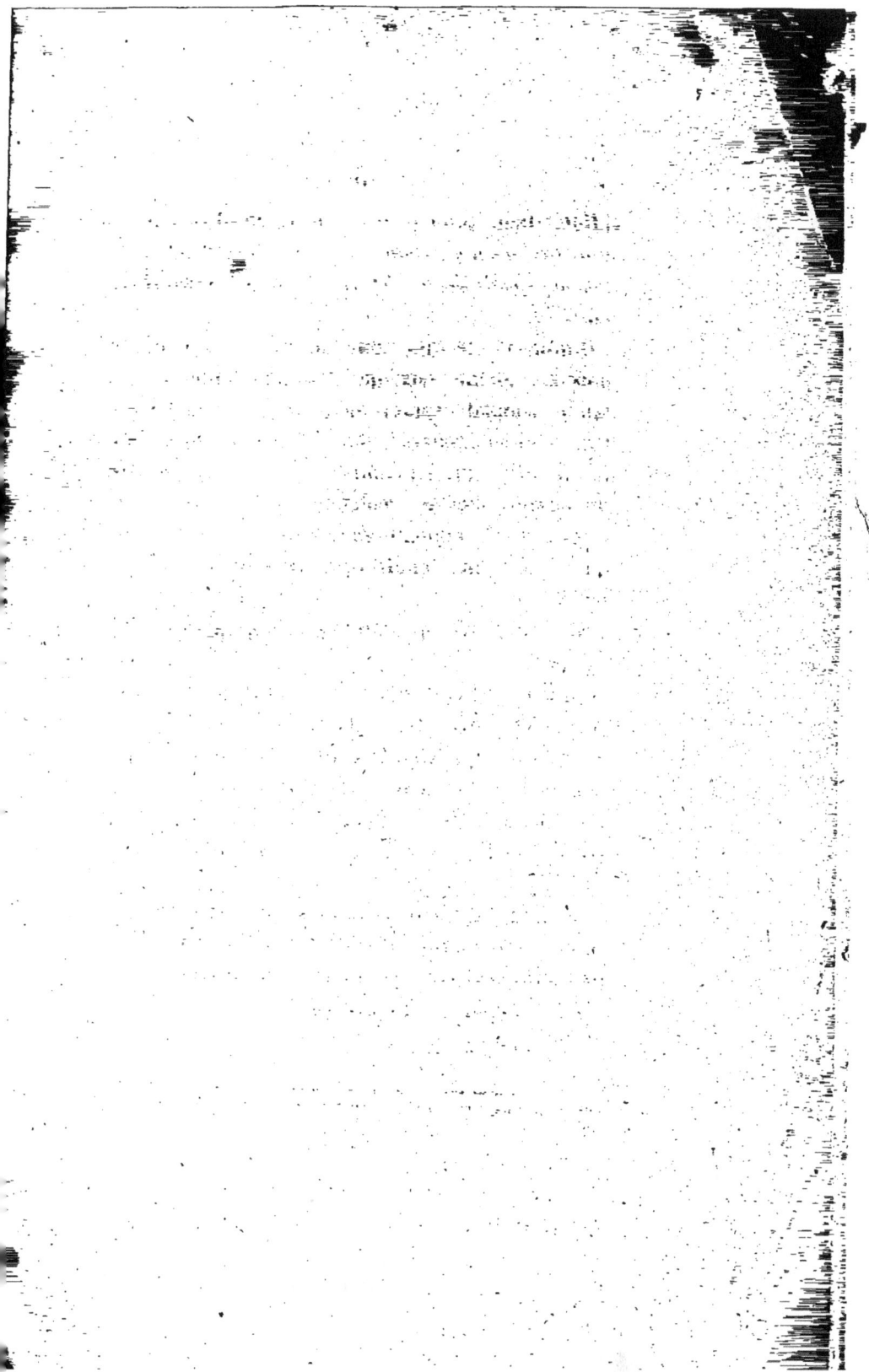

www.ingramcontent.com/pod-product-compliance
Lightning Source LLC
Chambersburg PA
CBHW060447210326
41520CB00015B/3876